RAPPORT

sur

Une Campagne contre la Mortalité infantile

dans le Quartier Saint-François

(10 Août 1918-10 Février 1919)

CROIX-ROUGE AMÉRICAINE

Commission pour la Belgique

LE HAVRE

Imprimerie du JOURNAL DU HAVRE

11, Quai George-V, 11

—

1919

RAPPORT

sur

Une Campagne contre la Mortalité infantile

dans le Quartier Saint-François

(10 Août 1918-10 Février 1919)

CROIX-ROUGE AMÉRICAINE

Commission pour la Belgique

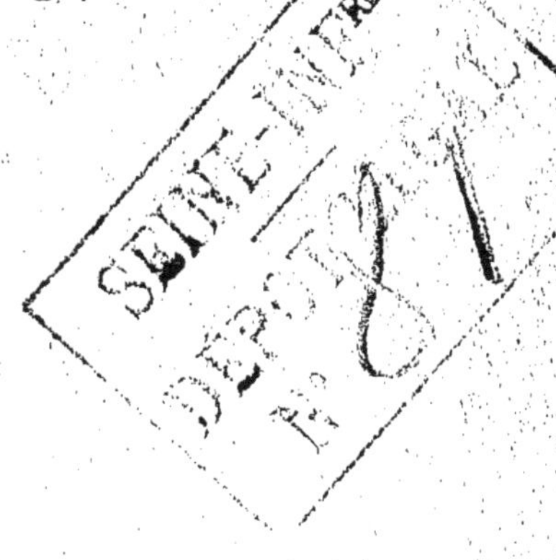

LE HAVRE

Imprimerie du JOURNAL DU HAVRE

11, Quai George-V, 11

—

1919

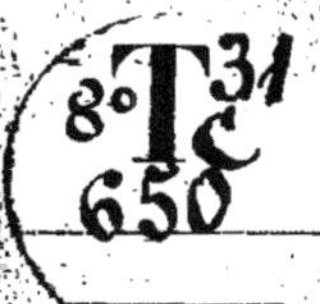

ABRÉGÉ DU RAPPORT

ADRESSÉ A LA CROIX-ROUGE AMÉRICAINE A WASHINGTON, D.C., U.S.A.

PAR

Dr Edwards PARK
Dr Dorothy CHILD
Dr Alma ROTHHOLZ
Miss Katherine COX

et un exposé des principes du service social et un rapport
sur les conditions de logement dans un carré de maisons
du quartier Saint-François

PAR

Miss Ruth WASHBURN
Miss Melanie AVERY

Pour la revision du texte français, les auteurs sont redevables
à M. le Dr Marc GIBERT, du Havre.

Ce rapport sera distribué en Belgique, en France et aux Etats-Unis. Il dépeint une des meilleures œuvres de la Commission pour la Belgique parmi la population civile et rendra de grands services à ces trois pays.

Signé : John Van SCHAICK, J^r

Commissaire pour la Belgique

(Croix-Rouge-Américaine).

Les Nouveau-Nés du Quartier St-François

Le Havre

Œuvre de la Croix-Rouge Américaine

(Commission pour la Belgique)

—✳—

Introduction

Lors de sa visite au Havre au mois de Juin 1918, le Dr Mason Knox, conseiller médical de la Croix-Rouge Américaine (Commission pour la Belgique) invita la branche havraise à faire, contre la mortalité infantile, une expérience analogue à celle qui avait été tentée dans le XIVe arrondissement de Paris, avec l'approbation du Maire.

Il y avait d'excellentes raisons pour mettre de suite l'idée du Dr Knox à exécution. Les offensives successives des Allemands absorbaient tous les esprits et avaient sur beaucoup une influence plutôt démoralisante. Quel meilleur moyen de relever le moral de tous que d'aider les mères qui avaient des enfants en bas âge. En assistant ainsi la population civile, la Croix-Rouge arrivait au soldat. Un effort systématique était nécessaire. Le Maire du Havre, auquel on présenta le projet, l'envisagea largement, donna son consentement, et le quartier Saint-François fut choisi comme centre d'opérations, — excellent choix aux points de vue suivants :

1° Le quartier est isolé et ressemble presque à une île au milieu des bassins ;

2° La population d'environ 12,000 habitants n'était pas trop nombreuse pour notre personnel ;

3° La densité de la population était telle que les distances à parcourir étaient très minimes ;

4° Les habitants en général ignoraient les lois les plus élémentaires de l'hygiène et de la protection de l'enfance.

Moyens d'assurer le bien-être infantile

Notre but principal était de sauver la vie des enfants en les soignant lorsqu'ils étaient malades, mais surtout en faisant tout pour empêcher la maladie. La base de notre système était de faire l'éducation de la mère chez elle. Le « home » de la mère est pour ainsi dire son atelier. C'est là qu'elle élève son enfant. C'est là, sur place, qu'on peut lui montrer le meilleur usage des objets qu'elle a à sa disposition. C'est là, aussi, où chaque idée émise trouve son application immédiate.

En général, l'enfant nait bien portant. Une fois la crise de l'accouchement passée, il entre dans la période la plus difficile de sa vie, représentée par les premières semaines, voire les premiers mois. Chez le nouveau-né, la vie parfois parait s'éteindre sans cause explicable ; combien d'autopsies n'ont pas révélé la cause de la mort. La santé de l'enfant dépend avant tout de l'observation de quatre principes élémentaires : 1° Allaitement maternel ; 2° Chaleur ; 3° Propreté (au sens bactériologique du mot) ; 4° Soins individuels constants. La plupart des enfants qui meurent pendant la première année n'ont pas été allaités par leur mère, car quelle que soit l'excellence d'une nourriture artificielle, les premières semaines sont toujours une période de tâtonnements. Il arrive souvent qu'après avoir essayé d'allaiter son enfant, la mère y renonce par ignorance ; quelques conseils fort simples lui auraient permis de continuer. Il est certain que la mort de bien des enfants est causée par la négligence d'une mère ignorante : manque de chaleur, couches constamment mouillées, malpropreté des tétines, enfants mal réglés. Si l'on n'intervient pas dès le début, il est souvent trop tard.

L'idéal serait qu'une nurse ou une infirmière n'ait à s'occuper que d'un enfant à la fois. Si vingt bébés, nourris au biberon, sont confiés aux soins d'une seule personne, leur développement n'est pas satisfaisant. Rien ne remplace la mère ; elle s'occupe constamment de son enfant, prévient ses nombreux besoins, contribue à lui donner ce quelquechose d'indéfinissable si essentiel à son bien-être. Un jeune enfant doit avoir sa couche changée dès qu'elle est mouillée ; il ne doit pas rester constamment dans son berceau ; il faut le mettre dans différentes positions, le prendre dans les bras, le tenir bien au chaud. Il faut veiller à ce que ses selles soient quotidiennes. Toutes ces précautions, envisagées séparément, paraissent presque futiles ; dans l'ensemble, elles sont de la plus haute importance pour le développement normal de l'enfant.

Il est évident qu'une infirmière, même sans grande expérience, peut souvent prévenir des erreurs commises par ignorance, mettre la mère dans la bonne voie et fréquemment sauver la vie de l'enfant. Par une foule de moyens, dans le détail desquels il est inutile d'entrer ici, l'infirmière visiteuse, de la naissance à un âge plus avancé, dans l'état de santé comme dans l'état de maladie, se sert de l'enfant comme d'un levier qui lui permet d'atteindre toute la famille et de lui donner des idées plus élevées et plus nobles.

Une mère doit allaiter son enfant. L'infirmière visiteuse doit tout faire pour cela. Au cours de ses visites, elle est appelée à solutionner bien des cas, et il est indispensable qu'elle connaisse les OEuvres dont l'aide peut lui devenir nécessaire.

Une mère n'est pas suffisamment nourrie. Qui lui donnera le supplément dont elle a besoin ?

Un enfant tombe malade. Faut-il le diriger sur le dispensaire ou sur l'hôpital ?

Le père de famille n'a pas de travail. Qui lui en donnera ?

Un membre de la famille est atteint de la tuberculose. Quelle est l'œuvre antituberculeuse qui en prendra la charge ?

Pour combattre la mortalité infantile avec le plus de chances de succès, les infirmières et les médecins ne doivent pas travailler seuls ; ils doivent être en rapports étroits et constants avec toutes les OEuvres sociales et médicales existantes. L'assistance limitée strictement à l'enfant et à la mère, n'est pas suffisante. Il est souvent nécessaire dans l'intérêt même de la santé de l'enfant, de modifier profondément son entourage ou ses conditions de vie.

Qu'est-ce que le « Service Social » ?

Les personnes qui s'occupent de questions sociales sont divisées en deux groupes.

Le premier s'occupe de problèmes sociaux (amélioration des conditions de travail et du logement de l'ouvrier ; lois ouvrières). Le second, plus nombreux, s'occupe des individus (étude de chaque cas particulier). L'infirmière sociale, fait partie du second groupe. Son rôle consiste à entrer en relation directe avec la famille qui, pour une raison quelconque, ne peut mener une vie saine et indépendante. Elle doit lui venir en aide et faire en sorte qu'elle s'adapte à son entourage et devienne un membre actif de la communauté. Elle doit connaître toutes les ressources de la ville où elle exerce (Œuvres de bienfaisance, logements, écoles d'apprentissage, docteurs, hôpitaux, sanatorium, emplois vacants).

Après une première visite faite consciencieusement, la visiteuse doit avoir obtenu assez de renseignements pour faire une étude plus approndie du cas. Un individu est souvent aussi incapable de définir la cause d'un malaise social que celle d'un malaise physique. Aux prises avec les difficultés de la vie et les privations, son opinion est à ce point faussée que la visiteuse qui s'en contenterait risquerait fort de se tromper. Pour avoir une idée vraie de la situation, elle doit s'entourer de tous les renseignements nécessaires. Elle aura souvent à interroger les parents, le docteur, le maître d'école, le curé, les différents patrons, les Œuvres de bienfaisance qui se sont déjà occupées de l'individu. Une visiteuse ne peut pas plus faire un diagnostic social après une première visite et une conversation superficielle avec la famille, qu'un docteur ne peut faire un diagnostic d'affection interne à distance, sans poser de questions.

Une enquête idéale doit être faite sans curiosité indiscrète, avec le désir sincère d'arriver aussi près de la vérité que possible et de comprendre les causes du mal social. Lorsque vous avez trouvé la solution du cas que vous étudiez, il va de soi que l'aide de la famille est de la première importance.

Si les désordres que vous avez observés sont dûs à une maladie physique, il faut s'adresser au docteur.

S'il s'agit d'un homme qui fait un travail qui ne lui convient pas, il faut lui en trouver un autre qui soit en rapport avec ses capacités. Une veuve n'a pas les moyens d'élever son enfant, tâchez de les lui procurer pour qu'elle puisse le garder auprès d'elle. Etes-vous en présence d'un cas où la question d'argent prime tout, vous devez donner une somme suffisante pour assurer une vie normale.

La visiteuse sociale ne craint pas de modifier son plan si de nouvelles conditions l'exigent, car on fait plus de mal que de bien en s'obstinant dans une voie qui ne donne pas de résultats satisfaisants. Par contre, un traitement qui a fait ses preuves doit être parfois suivi patiemment pendant des années.

Il est extrêmement important de rédiger consciencieusement ses rapports. S'ils manquent ou sont incomplets, chaque nouvelle visiteuse est obligée de recommencer les mêmes recherches. Temps perdu, traitements souvent contradictoires, découragement de la famille, voilà le résultat.

Si un rapport individuel bien complet et suivi est précieux pour une visiteuse sociale, le groupement de ceux-ci devient une mine inépuisable pour qui s'occupe des problèmes sociaux. L'établissement d'un bureau central des Œuvres de bienfaisance auquel chaque œuvre donnerait les noms des familles secourues, serait le meilleur moyen d'assurer l'unité de travail. Avant d'aider une famille, l'Œuvre demanderait au bureau quelles autres Œuvres s'occupent de la famille, et consulterait les Œuvres intéressées avant d'agir.

La visiteuse sociale ne doit pas s'arrêter aux causes superficielles, mais s'attaquer à la racine du mal. Dans bien des cas, une aide pécuniaire immédiate, moyen simpliste, ne donne pas des résultats satisfaisants, si elle est donnée à la légère. Elle fait l'effet d'une drogue qui ne soulage que temporairement et qu'on désire voir renouveler. Il s'ensuit que le sentiment d'indépendance de l'individu est amoindri plutôt que fortifié.

Organisation du travail

Notre campagne contre la mortalité infantile dans le quartier St-François fut inaugurée le 10 Août 1918. Les autorités municipales voulurent bien nous aider en nous transmettant deux fois par semaine une liste des naissances du quartier.

Un docteur accompagné d'une infirmière faisait la première visite. Cette dernière expliquait à la mère le but qu'elle poursuivait, tâchait de gagner sa confiance et cherchait à obtenir quelques renseignements sur la nourriture et les soins donnés à l'enfant. Il arrivait très rarement que l'attitude de la mère fût hostile et qu'elle se refusât à donner des renseignements. Sans se décourager, on faisait alors une nouvelle tentative et si la mère conservait la même attitude, on ne s'en allait pas sans lui avoir dit que le pesage de la Société était à sa disposition et qu'elle pouvait amener son enfant au Dispensaire en cas de maladie. Quelque fût le résultat de sa première visite, la visiteuse, à son retour, rédigeait son rapport et le docteur consignait le résultat de son examen sur une feuille séparée. De plus, un grand tableau, fixé au mur, était tenu à jour, qui montrait d'un simple coup d'œil le résultat du travail d'ensemble et de chaque cas particulier.

La plupart du temps, la mère amenait son enfant au pesage au moins tous les 15 jours ; il y était examiné et pesé par le même docteur qui lui avait déjà rendu visite. En cas d'absence, on se rendait aussitôt au domicile de la mère pour la convaincre de l'intérêt qu'il y avait à surveiller la croissance de son enfant. 22 mères seulement sur 164 refusèrent nos services, - 6 d'entre elles avaient leur propre médecin, - 4 fréquentaient le pesage d'un autre quartier. Les autres ne péchaient pas toujours par négligence : les heures du pesage, les intempéries, la maladie ont souvent été la cause de leur abstention. La mère savait qu'elle devait amener son enfant au Dispensaire, s'il était transportable. Dans le cas contraire, le docteur allait le soigner à domicile. On ne l'hospitalisait qu'au cas de nécessité absolue. Quand la visiteuse trouvait que le milieu dans lequel vivait l'enfant pouvait être préjudiciable à sa santé, elle en référait au Service social, qui prenait des mesures en conséquence.

Nos statistiques portent sur une période de six mois. A l'expiration de notre mandat le 10 février 1919, la Croix-Rouge Américaine a bien voulu donner une subvention qui permit d'aider, pendant un an, une Œuvre que nous désirons voir devenir permanente.

Statistique générale

Pendant les six mois que dura notre travail dans le quartier St-François, nous avons visité 164 nouveau-nés. Les enfants nés dans les premiers temps de notre séjour ont été surveillés presque six mois, tandis que ceux qui sont nés dans les derniers temps ne l'ont été que quelques semaines ou même quelques jours. 21 ont quitté Le Havre pendant cette période.

Sur 164 enfants, un seul est né prématurément et 21, soit 13 o/o, étaient illégitimes. Il y a eu 120 cas, soit 73 o/o, d'allaitement maternel de différente durée : 13 cas, soit 10 o/o, d'allaitement au biberon dès la naissance ; 25 cas, soit 15 o/o d'allaitement mixte (sein et biberon) dès la naissance. Dans 6 cas soignés par des médecins de la ville, le genre d'allaitement n'a pas été noté. Nous avons eu 11 décès, soit 6 o/o.

Cause des onze morts

1. N° 20 : élevé au biberon, mort de diarrhée à 8 semaines ; négligé par la mère, qui buvait et refusait catégoriquement d'écouter les conseils du docteur.

2. N° 24 : allaitement mixte, morte à 9 semaines ; enfant né prématurément à 6 mois 1/2.

3. N° 26 : élevée au biberon, morte à 4 semaines de diarrhée malgré du lait de femme donné au Dispensaire.

4. N° 33 : élevé au sein, mort à 4 semaines de syphilis congénitale ; illégitime.

5. N° 40 : élevé au biberon, mort à 3 mois 1/2, cause inconnue ; mort constatée par une voisine ; la mère, qui ne voulait pas écouter les conseils du docteur, partie sans laisser une adresse ; illégitime.

6. N° 41 : élevé au sein, mort à 17 jours, cause inconnue ; illégitime ; mort 4 jours après la première visite, était en bonne santé ce jour-là.

7. N° 49 : élevé au biberon, mort à 3 mois 1/2 de diarrhée ; illégitime ; la mère, qui ne voulait pas suivre les ordonnances du docteur, refusait de venir au Dispensaire chercher du lait spécial.

8. N° 81 : élevé au biberon, mort à 3 mois 1/2 d'un érysipèle ; illégitime.

9. N° 88 : allaitement mixte, morte à 8 semaines d'atrepsie ; jumelle ; mère négligente.

10. N° 97 : élevé au biberon, mort à 6 semaines de syphilis congénitale ; illégitime ; atteint de l'ophtalmie gonorrhéique ; des lésions syphilitiques prononcées se sont déclarées 24 heures avant la mort ; mère négligente.

11. N° 112 : élevé au biberon, mort à 8 semaines, cause inconnue (probablement pneumonie) ; illégitime ; tombé subitement malade et soigné par un médecin de la ville.

Il est à remarquer que la mortalité des enfants illégitimes a été de 33 o/o et celle des enfants légitimes de 2.7 o/o seulement.

Statistiques des services rendus

Dans presque chacun des 164 cas d'enfants soignés à domicile, les infirmières ont été utiles, soit par les soins qu'elles ont donnés, soit par l'aide de l'Organisation qu'elles représentaient. Dans presque tous les cas, exception faite de ceux ayant été soignés par des médecins de famille, des conseils généraux au sujet de la diète des enfants ont été donnés ; dans 80 cas les diètes ont été surveillées, 40 cas d'excoriation des fesses ont été soignés, 15 cas d'eczéma du cuir chevelu, 12 cas de conjonctivite purulente, 6 cas d'otite, 4 cas de muguet, 12 cas de rhinite, 10 cas de bronchite et de pneumonie, 10 cas d'hernie ombilicale, 5 cas de syphilis congénitale, 4 cas d'affections chirurgicales, 21 cas de diarrhée et gastro-entérite, 1 cas d'érysipèle.

57 mères ont suivi nos conseils à la lettre, amenant régulièrement leurs bébés au pesage. 16 refusèrent notre aide. Les 91 autres ont été empêchées, pour des raisons diverses, d'amener leurs bébés au pesage, mais elles demandaient au docteur ses conseils lorsque leurs enfants étaient malades. 11 mères ont reçu un supplément de nourriture. L'une d'elles a reçu de l'argent pour en acheter, 4 ont été aidées à toucher leur allocation, 23 cas ont été aidés de manières diverses, 3 mères sont mortes, 4 étaient veuves, 9 enfants ont été placés en nourrice, 2 ont été placés dans une Crèche.

L'infirmière visiteuse et l'Organisation qu'elle représentait ont pu protéger la santé de l'enfant et aider toute la famille par bien d'autres moyens qu'il serait difficile de mentionner tous, tant ils sont nombreux.

De l'importance de suivre l'enfant dès les premiers jours

Il est extrêmement important qu'une première visite soit faite le plus tôt possible après la naissance. On arrive ainsi souvent à assurer l'allaitement maternel et, en tous cas, à régler l'alimentation de la mère et de l'enfant. Pour les prématurés, cette visite s'impose dès le premier jour. L'éducation précoce de la mère dans les soins de propreté qu'elle doit donner à son enfant est le seul moyen d'éviter l'érythème des fesses avec ses conséquences, si fréquent dans le quartier dont nous nous sommes occupé.

Nécessité d'un diagnostic précoce

Le diagnostic précoce d'une maladie grave est une des grandes supériorités de ceux qui ont fait une étude spéciale du nouveau-né. Il peut éviter un désordre définitif. La conjonctivite purulente en est un exemple. Le médecin attaché au Dispensaire étant généralement trop occupé pour suivre attentivement un cas de ce genre, il peut facilement se faire remplacer par une de ses infirmières, spécialement éduquée à cet effet. La syphilis héréditaire est une autre affection qu'il est nécessaire de dépister rapidement, quoi qu'elle n'apparaisse souvent que plusieurs semaines après la naissance et que son diagnostic soit parfois malaisé. Le traitement doit être institué le plus tôt possible.

L'infirmière expérimentée sera encore dans ce cas l'aide indispensable du médecin. Elle saura faire comprendre à la mère que son enfant doit être suivi et traité pendant des mois et des années, sans se lasser, même s'il paraît en parfaite santé.

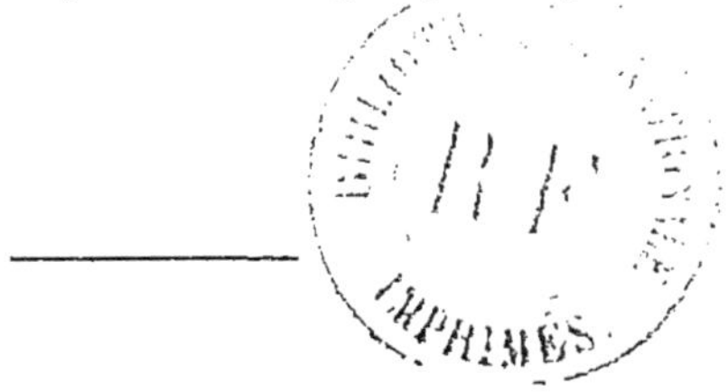

Importance d'une surveillance continue

Il ne suffit pas que l'infirmière dise à la mère, lors de sa première visite, qu'elle doit baigner son bébé tous les jours, le nourrir d'une manière régulière et changer ses couches dès qu'elles sont mouillées. Il faut lui faire des visites à des époques déterminées et s'assurer si elle suit les conseils qu'on lui a donnés. Adjointe au Dispensaire central, l'infirmière pourra y envoyer l'enfant en cas de maladie ; au besoin elle pourra l'accompagner ou prier le médecin de le visiter à domicile.

Lutte anti-tuberculeuse

La grande majorité des enfants qui deviennent tuberculeux sont infectés par leurs proches. Au-dessous d'un an, il est presque toujours possible de trouver dans la famille ou dans l'entourage immédiat un tuberculeux contagieux. La relation entre la tuberculose de l'enfant et celle de son entourage est si intime, qu'étant donné la première, vous pouvez être presque sûr que la seconde existe.

Inversement, il est difficile de dire combien d'enfants résistent à la contamination de la tuberculose de leurs parents. Mais il est probable qu'un enfant, quoique vigoureux, ne peut pas résister longtemps à une promiscuité constante avec le bacille tuberculeux.

Les profanes ne doutent pas de la contagiosité des fièvres, éruptives, parce que des signes caractéristiques apparaissent quelques jours après la contamination. Ils réalisent plus difficilement que la tuberculose est également contagieuse et souvent ne se manifeste par des signes apparents qu'au bout de mois ou même d'années. Chez les enfants, ces manifestations sont différentes de celles des adultes. Quelque fois ils paraissent sains, augmentent de poids jusqu'à ce que l'affection se généralise ou qu'une méningite mortelle se déclare.

La mortalité approximative parmi les enfants atteints de tuberculose dans leur première année est de 80 o/o. Certains auteurs l'évaluent sans doute à tort, à 100 o/o. Il est admis que la tuberculose de la première enfance est presque fatale et il est presque condamné le bébé qui est soigné par une mère tuberculeuse ou qui vit auprès d'un père tuberculeux, ou qui joue dans la chambre d'un voisin tuberculeux.

L'un des plus grands services que puisse rendre l'infirmière visiteuse est la protection de l'enfant né dans de telles conditions. Mais il lui faut l'aide intelligente et désintéressée des parents. L'infirmière établit son diagnostic par l'intermédiaire de l'organisation chargée du service des tuberculeux. Elle pose ensuite le problème de la présence de l'enfant. S'il est possible, le parent tuberculeux est envoyé dans un sanatorium. Sinon, c'est l'enfant qu'on éloigne, ou, au pis-aller que l'on cherche à isoler dans le logis même. La famille est avertie du danger, instruite des mesures d'hygiène à prendre et l'enfant est scrupuleusement protégé du contact direct ou indirect du tuberculeux·

Durant la guerre, il nous fût impossible de réaliser ce programme dans le quartier Saint-François. Le Dispensaire Brouardel était privé de docteur ; aucun sanatorium n'était accessible à la population civile du Havre ; aucune famille ne pouvait trouver de nouveaux logements ni même améliorer les locaux occupés.

Pourtant, dans certains cas, notre action fût efficace 1° N° 14. Un enfant qui vivait avec une mère tuberculeuse fût confié à une tauld. La mère fût isolée dans une chambre, apprit à détruire ses crachats et reçut une nourriture plus abondante. Elle mourût le 10 décembre. Le 21, la famille retourna à Dunkerque et l'enfant est, jusqu'à ce jour, indemne. — Cas n° 68 : Les parents, envoyés par l'infirmière au Dispensaire Brouardel furent reconnus tuberculeux et tous les deux contagieux. Le 22 novembre l'enfant fût placé en nourrice à la campagne, d'où la mère le fit revenir le 14 janvier. Le 29 janvier, elle exprima de nouveau le désir de l'y renvoyer, mais elle mourût en février.

Rapports entre l'infirmière et la mère

Au moyen des OEuvres avec lesquelles elle est liée, l'infirmière se rend utile à la mère de plusieurs façons, trop nombreuses pour être énumérées ici. Souvent, elle devient l'amie et la conseillère très écoutée de la famille.

Son influence est à la fois positive et négative : positive parce qu'elle assiste la mère et lui apprend à soigner son enfant. — et négative, parce qu'elle éloigne les mauvais conseillers ; la grand'mère, avec ses méthodes d'un autre temps, la voisine, dont toute l'expérience est basée sur le nombre d'enfants qu'elle a perdus, ou le pharmacien, avocat de tel ou tel tonique. Bien que les efforts de l'infirmière ne réussissent pas toujours, il est incontestable que, dans la plupart des cas, son appui moral est extrêmement précieux à la mère, dans l'accomplissement de sa tâche difficile.

Divers genres de Secours
donnés par l'Organisation du Service social.

Un article de fond publié dans le *Times* de Londres, le 25 mars 1919, attire l'attention sur le fait d'une diminution dans le nombre de naissances en Angleterre, sans qu'il se soit produit une diminution semblable dans le nombre des décès. Il est dit plus loin :

« Les décès fréquents chez les enfants peuvent être souvent
» évités. Si l'on n'y parvient pas, c'est que les systèmes de pué-
» riculture ne prennent pas en considération la situation écono·
» mique de la mère. Si la mère peut se consacrer à ses enfants,
» leur donner une nourriture saine et les vêtir convenablement,
» les enfants ont beaucoup plus de chance de se bien porter. Si,
» au contraire, elle est obligée d'aller travailler ; si, avant la
» naissance de l'enfant elle est trop fatiguée et exténuée quand
» elle le nourrit, le malheur est inévitable. La mère écoute rare-
» ment les conseils et l'encouragement qu'on lui donne, car elle
» n'a ni le temps, ni la force d'en profiter. Le remède à cet état
» de choses est d'éviter à la mère les fatigues et la tention d'es-
» prit causées par un travail mercenaire ; il faut faire de la mère
» la gardienne de son enfant et ne rien ajouter à ses devoirs de
» mère, en la laissant à son foyer. »

C'est à la condition économique des mères du quartier Saint-François que l'organisation du Service Social a surtout donné son attention ; son premier devoir était de mettre la mère dans la possibilité de donner à son bébé les soins les plus consciencieux.

En discutant le travail social fait dans le quartier, il ne faut pas perdre de vue les conditions anormales causées par la guerre. Il a fallu faire face à des problèmes qui ne se seraient pas présentés en temps de paix ; par exemple, le grand nombre de réfugiés, et celui des familles dont le gagne-pain était sous les drapeaux. En outre, contrairement à l'état du temps de paix, il y avait peu d'hommes et peu de femmes sans emploi, au Havre, comme partout ailleurs dans le monde.

On s'occupait surtout des familles dont les hommes étaient mobilisés. Dans bien des cas, le père était au front ; beaucoup d'autres étaient mobilisés dans les usines de guerre au Havre, ou encore sur les nombreux navires quittant le Havre pour des ports lointains. Quelques-uns des hommes mobilisés au Havre recevaient un salaire quotidien et alors leurs femmes ne recevaient pas d'allocation ; d'autres étaient payés comme les soldats de l'active et leurs femmes recevaient l'allocation du gouvernement. Les familles des soldats dont le revenu était au-dessous du minimum donné par le gouvernement ont reçu pendant les mois qu'a duré notre travail dans ce quartier une allocation de fr. 1.50 pour le chef de famille et fr. 1 pour chaque membre additionnel. Se basant sur des calculs faits au Dispensaire pour l'étude d'un budget domestique, on trouve qu'une personne peut nourrir sa famille d'une façon satisfaisante, admettant les prix élevés des derniers mois de la guerre en comptant fr. 6 par jour pour le chef de famille et fr. 1 pour chaque enfant. Aucune autre dépense n'est comptée dans ce calcul : le loyer, l'habillement doivent être ajoutés à ces chiffres. Supposons une naissance dans la famille d'un soldat où il y a déjà quatre enfants ; le Gouvernement donne à la mère fr. 5.50 par jour. D'après le budget duquel nous parlons plus haut, cette femme devait recevoir fr. 10 par jour pour subvenir à ses dépenses. Quelques femmes avaient d'autres ressources que leur allocation. Mme M..., le cas n° 131. en l'absence de son mari, s'occupait de ses affaires et avait un magasin. D'autres femmes étaient forcées de laisser leurs enfants chez une voisine ou chez une parente, ou encore à une Crèche, afin de pouvoir gagner leur vie en travaillant. Mme L..., (le cas n° 134), pour suppléer à son allocation, était conductrice de tramway ; sa mère gardait ses deux enfants. Dans quelques cas, les mères étaient forcées de rester chez elles, ayant plusieurs jeunes enfants, et pour que cela fût possible, on leur venait en aide. Mme G..., (le cas n° 100), était la veuve d'un soldat et avait quatre petits enfants. Elle reçut une pension de fr. 30 par mois et l'allocation du Bureau de bienfaisance donnée aux veuves ayant plus d'un enfant ; la somme, dans ce cas, était de fr. 52.50. La visiteuse du Service Social put obtenir pour cette femme un logement dans la « Maison des Veuves », subventionnée par le Bureau de bienfaisance et où l'on n'exige qu'un loyer de fr. 3 par mois. La visiteuse du Service Social obtint encore fr. 8 par mois pour chaque enfant, de la Société appelée « Orphelinat des Armées » et, pour que le bébé soit suffisamment nourri, le Service Social donna deux litres de lait par jour.

Il y avait beaucoup de réfugiés parmi les familles que nous visitions, dont les foyers avaient été détruits et le retour rendu impossible par l'occupation. Les logements disponibles dans le quartier St-François étaient insuffisants et malsains. Beaucoup de ces réfugiés ne prenaient même pas la peine de tenir leur appartement en ordre, ayant la conviction qu'ils n'étaient là que de passage. Les appartements étaient presque tous surpeuplés. L'enfant de Mme A... (le cas n° 10) fut trouvé dans une chambre habitée par treize personnes. Les familles de réfugiés, françaises et belges, recevaient la même allocation que celle accordée aux familles de soldats. Toutefois, les réfugiés étaient obligés de payer leur loyer, car, étant venus dans leurs logements après la déclaration de guerre, ils ne pouvaient pas profiter des lois accordant l'exception de paiement. Ces familles étaient secourues par le Comité français ou le Comité belge, créés dans ce but ; sinon, l'Organisation du Service Social leur fournissait des approvisionnements. Par exemple, dans le cas de Mme A..., cité ci-dessus, le Dispensaire lui fournit des produits alimentaires tels que : du lait, des légumes frais, du riz, du cacao, des œufs, pendant seize semaines et, ainsi bien nourrie, elle put nourrir son bébé et celui de sa sœur malade, une réfugiée comme elle. Après ces seize semaines, la famille retourna chez-elle.

Les pères de famille ayant cinq enfants étaient démobilisés, afin de pourvoir aux besoins de la famille. Lorsque quatre enfants avaient moins de treize ans, la famille recevait du Bureau de Bienfaisance une allocation appelée « l'allocation des familles nombreuses ». Commençant par le quatrième enfant ayant moins de treize ans (ou ayant moins de seize ans s'il était apprenti) une famille avait droit à fr. 17.50 pour le quatrième enfant et pour chaque autre enfant plus jeune. A cause de la hausse considérable des prix des vivres, les pères démobilisés ou exemptés à cause de leur grande famille étaient dans l'impossibilité de donner à leurs enfants une nourriture suffisante ; dans le même cas se trouvaient ceux qui avaient été réformés comme inaptes. L'Organisation du Service Social essayait d'abord de développer les ressources de la famille et, si cela était impossible, il donnait des secours.

Prenons le cas de Mᵐᵉ R..., (n° 118) : la famille avait pour toutes ressources fr. 11 par jour ; le salaire du père fr. 8, les gages de la fille aînée fr. 3 ; comme le bébé devait absolument être nourri au sein, l'organisation du Service Social engagea et paya une nourrice.

Dans le cas n° 20, le père, dont la famille se composait de sept personnes, était cordonnier et ne gagnait que fr. 8 par jour ; le fils aîné qui avait été garçon de cabine, était alors sans emploi. L'organisation du Service Social lui en trouva un. Le cas de Mᵐᵉ Y .., (n° 11), dont le mari était chauffeur et gagnait seulement fr. 6, par jour, faisait tout son possible pour pourvoir aux besoins de ses trois enfants, dont l'un était délicat ; comme elle ne pouvait obtenir une allocation et qu'aucun de ses enfants n'était assez âgé pour travailler, l'Organisation du Service Social lui envoya du lait, des œufs, des légumes frais.

Parmi les enfants desquels l'organisation du Service Social s'est occupé, il y avait 12 % d'enfants illégitimes. Dans le quartier en question, les conditions étaient si mauvaises que, pour le cas n° 13, on ne savait pas le nom du père d'un enfant dont la mère était aveugle. Dans les cas illégitimes, la difficulté consistait à mettre la mère en état de pourvoir aux besoins de son enfant et de le soigner, l'allocation lui étant refusée, même si le père était soldat. Dans la plupart de ces cas, la mère n'avait pas d'autres enfants et elle faisait face aux difficultés en mettant son enfant en nourrice et en travaillant. Il est évident que rien ne peut remplacer les soins maternels ; la tâche de la visiteuse du Service Social était donc de faire d'abord comprendre à la mère qu'elle devait garder son bébé auprès d'elle. La sœur mariée de la femme aveugle, dans le cas cité plus haut, avait voulu abandonner le bébé de sa sœur qui vivait avec elle ; puis elle décida de le garder. Cette famille avait quitté Paris au moment du bombardement et le beau-frère de la mère de l'enfant avait trouvé du travail au Havre. Il prit à sa charge la famille entière. Pour encourager la tante de l'enfant qui commençait à aimer le bébé, plutôt que par nécessité, une petite quantité de nourriture supplémentaire fut donnée par le Service Social, et la mère continua à nourrir son enfant. Quand la famille revint à Paris, le bébé, âgé de six mois, se développait très bien. Dans d'autres cas, les parents aidaient les mères à soigner leurs bébés. Mme R..., pas mariée (cas n° 76), donna le sein à son enfant pendant deux mois et ensuite l'envoya à la campagne chez des parents du père du bébé. Mme L... (cas n° 158), eut l'assistance de sa mère et de ses sœurs. Cependant, dans bien des cas, quand la femme était absolument seule, sans soutien, le manque d'argent la forçait à retourner à son travail peu après la naissance de l'enfant. Dans ces circonstances, on s'efforçait de trouver des nourrices, de préférence à la campagne. La visiteuse du Service Social allait voir les maisons où l'on pensait envoyer les bébés et l'on surveillait les nourrices auxquelles on les confiait. Mme R... (le cas n° 60) vivait avec sa mère et une sœur qui tenaient un café ; son bébé ne recevant pas les soins nécessaires fût admis à l'hospice. Après la fermeture de l'hospice, on trouva une bonne nourrice à la campagne pour l'enfant, la mère la payant elle-même.

Les maris de quatre femmes du quartier St-François sont morts pendant que les bébés étaient soignés par l'Organisation du Service Social. Trois de ces femmes étaient femmes de soldats ; le cas de Mme G..., (n° 100) a déjà été raconté. Le mari de Mme A... (cas n° 1), qui n'était pas soldat, est revenu très malade de l'Amérique du Sud. Son salaire ayant été supprimé par la Compagnie des Transports Maritimes qui l'employait, un secours temporaire fut donné par l'Organisation du Service Social, qui obtint aussi pour le malade l'assistance de la Compagnie. Cet homme mourut peu de temps après son retour. Le Bureau de Bienfaisance vint en aide à la famille ; de plus, Mme A... reçut du secours d'enfants plus âgés et réussit à trouver un peu de travail à faire chez elle. De cette manière, elle put se soigner ainsi que ses trois enfants sans négliger son intérieur. Il y eut trois décès parmi les mères. Les mères des bébés n°s 72 et 14 sont mortes de la tuberculose. Un de ces bébés (le n° 72), quelque temps avant la mort de sa mère, suivant les conseils de la visiteuse du Service Social avait été donné en garde à une voisine ; le père continua cet arrangement. Le cas n° 14 a été semblable.

La question de la tuberculose a été discutée dans un autre

passage de ce rapport, au point de vue social et au point de vue médical.

Presque toujours, les logements étaient si insalubres qu'il eût été préférable de conseiller à la famille de déménager, chose impossible à cause de l'encombrement de la ville. Ces conditions sont décrites en détail dans le rapport sur les « Logements de Pauvres » de l'appendice. Dans un grand nombre de cas, les femmes tenaient leur intérieur très propre, malgré les difficultés et il faut leur en savoir gré. Quand la malpropreté était dûe à l'ignorance ou à la paresse, on expliquait à la ménagère l'avantage qu'il y avait pour ses enfants à vivre dans des chambres propres. La visiteuse du Service Social avait à s'occuper autant des soins de propreté à donner au corps de l'enfant que de l'hygiène du local. Mme D... (le cas n° 20), après avoir été encouragée par les conseils de la visiteuse, fit son ménage avec beaucoup plus de soin et améliora beaucoup son logement. Ce cas s'est souvent répété. Par un arrangement spécial fait avec les Autorités, une équipe de femmes était envoyée dans les maisons signalées au Bureau d'Hygiène et les escaliers, les couloirs, les cours et parfois les murs extérieurs de ces maisons étaient nettoyés à fond. L'entrée d'une maison (le cas n° 12), donnait sur une cour très sombre dans laquelle il y avait un grand tas d'ordures ; les habitants de cette maison, de leurs fenêtres qui donnaient sur cette cour, regardèrent les femmes en faire le nettoyage. Pour le cas n° 15, il n'y avait qu'un seul W. C. pour trente personnes ; des matières fécales étaient répandues partout dans la cour et l'état de l'escalier et des tuyaux était indescriptible ; l'équipe de femmes nettoya radicalement. Une ou deux femmes envoyèrent leurs bébés à la campagne chez leurs parents, comprenant que les conditions sanitaires dans la ville menaçaient la santé de leurs enfants

Conditions de logement dans un groupe de maisons du quartier Saint-François

Le Comité d'amélioration des logements ouvriers se composait de :

Mmes Lorne CURRIE
KABLÉ
LEVY-DUPLAT
de MONTLUC
Jules ROEDERER

Ce Comité dirigeait l'enquête faite par Miss AVERY et un groupe de françaises bénévoles.

Au cours des visites aux nouveau-nés dans ce quartier, notre attention fut constamment attirée sur les conditions malsaines des maisons. Dans le but d'y intéresser l'opinion publique, un Comité de Dames françaises, soucieuses de l'amélioration des logements ouvriers, se réunit au Cercle-Franklin pour discuter les mesures à prendre. Le Bureau d'hygiène, dont elles s'étaient assuré la coopération. fit procéder au nettoyage complet de certaines maisons que nous avions indiquées comme étant les plus sales. Une équipe de femmes de service, avec des balais, des brosses, des seaux et même des râteaux, fut envoyée pour procéder à l'enlèvement de la saleté accumulée pendant des années. Le Comité se rendit bientôt compte qu'il ne pourrait obtenir que des résultats superficiels en procédant de cette façon, la plupart des maisons étant dans un tel état de vétusté qu'aucun nettoyage ne les rendrait habitables et qu'il fallait trouver d'autres moyens si on voulait arriver à des résultats durables. On pensa alors qu'une enquête minutieuse sur les maisons les plus misérables du quartier s'imposait et qu'en attirant de cette façon l'opinion publique sur l'insalubrité des logements d'une grande partie de la population, on obtiendrait une réforme radicale.

Pour établir un rapport très exact sur l'état du quartier, il parut équitable de choisir une rue et d'y inspecter systématiquement chacune des maisons, plutôt que de décrire des maisons que nous savions par avance être particulièrement insalubres. Nous prîmes comme rue-type la rue X...

Cette petite rue, coupée par deux autres rues, s'oriente sud-est entre deux bassins. La plupart des maisons sont en briques recouvertes de plâtre ; elles ont toutes grand besoin d'une couche de peinture. Quelques-unes sont très anciennes, de pur style normand, plâtre écaillé, poutres vermoulues. Une grande maison d'angle porte encore des traces de splendeur passée, mais l'aspect général de la rue est triste, pauvre et particulièrement repoussant. Son mauvais état est aggravé par son extrême étroitesse, car la rue n'a que trois mètres de large. Çà et là, des fenêtres mansardées s'avancent au haut des maisons, ne laissant qu'un mètre de largeur pour permettre au soleil et à l'air d'entrer dans ces intérieurs empestés. Les trottoirs n'existent pas, les ruisseaux coulent à un pied des habitations. Il faut marcher dans la rue avec précaution pour éviter les tas d'ordures qu'on y laisse en permanence. L'enlèvement n'en est pas fait régulièrement ; les mauvaises odeurs s'en dégagent sans cesse et, l'été, les mouches y abondent. Aucune prise d'eau pour arroser la rue et deux fontaines seulement pour tous les habitants, si rapprochées l'une de l'autre que les personnes qui habitent aux extrémités de la rue sont obligées de porter l'eau très loin.

La plupart des maisons sont construites sur le même plan. Ce sont de petits immeubles où, en entrant directement de la rue, on pénètre soit dans l'escalier, soit dans un étroit passage. Une ou deux maisons seulement possèdent une cour intérieure.

Bien que les numéros des maisons indiquent qu'il y en avait autrefois soixante-deux, il n'en existe actuellement que vingt d'habitées.

Quelques-unes ont été transformées de telle façon qu'elles donnent maintenant sur une autre rue. Un certain nombre, sur le côté droit, ont été abattues. Trois grands espaces, représentant environ dix maisons, sont maintenant libres. La démolition a beaucoup amélioré les maisons avoisinantes et, en trois endroits, la rue atteint à présent une largeur raisonnable. Toutes les maisons dans cette rue, appartenant à des particuliers, échappent à la liste dressée par la ville des immeubles devant être abattus. Quatorze de ces immeubles, ne pouvant servir à autre chose, sont devenus des entrepôts. L'un sert d'atelier, un autre est en voie de réparation et quelques petites constructions servent de hangars. La proximité de deux écuries aggrave la

situation ; l'une, au rez-de-chaussée d'une vieille maison insa-
lubre, est très mal tenue et des tas de fumiers s'entassent sous
les fenêtres des habitants. Dans cette rue se trouvent aussi quatre débits, un misérable restaurant, un coiffeur et une brasserie,
tous installés dans le rez-de-chaussée des autres maisons. Quelquefois, un ancien « café » ou une blanchisserie sert d'abris à
quelques locataires. Sur vingt maisons, cinq sont des meublés
qui reçoivent des gens de passage, mais la plupart des locataires
habitent la rue depuis au moins cinq ans, quelques-uns trente
ans même. En plus des havrais, 57 bretons, tous vieux locataires
des immeubles, quelques marocains et 15 réfugiés, dont 10 belges, sont logés dans cette rue, au total 299 individus dont
95 enfants. Dans ces 299 individus, on compte 118 ménages et
15 personnes habitant seules. Il n'existe que 165 pièces pour
299 individus ; ces pièces sont divisées de la façon suivante :

<pre>
        Appartements d'une pièce 87
             »   de 2 pièces 24
             »   »   3 »   4
             «   »   4 »   3
</pre>

On voit par là que 8 familles seulement ont la chance
d'avoir plus d'une pièce. Les autres sont obligés de dormir,
manger, de faire la cuisine et presque toujours la lessive dans
une seule pièce, vivant quelquefois à six, enfants et adultes
ensemble, manquant d'air, d'espace et de la plus rudimentaire
intimité. Les loyers s'échelonnent de 5 à 50 fr par mois, ceux
des garnis étant les plus élevés. La moyenne des loyers est de
fr. 12.40 par mois. Il est à remarquer que les nouveaux locataires paient beaucoup plus cher que les anciens ; ainsi, une
réfugiée de Lille et sa fillle paient fr. 40 une espèce de cave
noire, qui servait autrefois de buanderie. Il arrive fréquemment
que les locataires ne paient pas leur loyer à cause de la mobilisation du mari. Les locataires d'une des maisons avouèrent
franchement qu'ils ne payaient pas un sou de loyer et qu'on ne
pouvait rien exiger pour des logements aussi infects.

On comprend que des propriétaires qui ne touchent pas
leurs loyers soient hostiles aux réparations, mais beaucoup de
locataires qui paient leur loyer n'en obtiennent pas davantage.
Chaque maison semble présenter les défauts suivants : un escalier toujours très sombre et très sale et souvent dangereux à

cause des pavés cassés ou défoncés. Les fenêtres sur les paliers manquent de carreaux ; les éviers, placés en général sous les fenêtres sont souvent bouchés et les tuyaux de déversement brisés, laissant échapper leur contenu dans la rue ou dans la cour. Les murs et les plafonds des couloirs sont presque toujours dégoûtants, couverts de toiles d'araignées et de taches d'humidité et le plâtre est tombé. C'est la même chose dans les appartements : les murs sont lépreux et les carreaux des fenêtres manquent. Les planchers ou pavés sont en mauvais état, ce qui n'est guère étonnant puisque les locataires coupent leur bois chez eux. Plusieurs des toits sont à jour et l'eau pénètre parfois d'un étage à l'autre.

Deux ou trois maisons seulement ont des buanderies. Celles qui dépendent de deux autres maisons dans la rue sont louées à des blanchisseuses. Les femmes sont obligées d'aller chercher de l'eau a une assez grande distance et, non seulement la montent à plusieurs étages, mais vivent dans des pièces qui sont toujours humides à cause de la lessive et du linge qui sèche. Une seule maison est alimentée d'eau. Une seule a le tout à l'égout. Dans les autres, les cabinets sont à tinette et quelques locataires n'ont rien du tout, ce qui explique l'état de malpropreté de la rue. Souvent, il n'y a qu'un cabinet pour toute la maison ; ceux qui ne sont pas fermés à clef sont dans un état dégoutant. Les vidanges sont à la charge du locataire ; il faut payer 15 sous si la tinette est au rez-de-chaussée et 5 sous de plus par chaque étage. On raconte que quelques tinettes n'ont pas été vidées depuis 2 ou 3 ans, et on peut le croire.

Trois maisons ont l'électricité et cinq le gaz.

Suit un rapport détaillé sur deux maisons-type dans cette rue :

I

STATISTIQUES

Nombre d'étages	....	3
»	de ménages.....	5
»	de pièces........	10
»	de cabinets......	2
»	d'individus......	19
»	d'enfants........	9
Moyenne de loyer........	Fr. 15 —	

Entrée très étroite et très sombre, murs sales, plâtre en miettes. Escalier défoncé par endroits, une des marches dangereuse ; bien éclairé par une fenêtre de milieu, mais absence de carreaux, courants d'air ; sur le côté, lévier en pierre qui conduit l'eau sale à la rue.

Les locataires du premier et du deuxième n'ont pas de cabinets à leur usage depuis un an ; le propriétaire refuse de faire des réparations à cause de la mobilisation des maris et du moratorium. En face, il y a une écurie ; les locataires de la maison, dont la plupart des bretons installés là depuis longtemps, se plaignent de sa proximité et de mauvaises odeurs. Ni gaz, ni eau.

Premier Étage.

Deux appartements, celui de gauche à deux pièces, assez grandes, mais sombres et très humides ; l'eau coule le long du mur de la petite pièce. Dans la chambre-cuisine, deux fenêtres dont l'une ferme mal. Pavés en mauvais état devant la cheminée ; réparation de fortune par le locataire. Dans la petite pièce, le bois de la fenêtre est pourri. Cinq enfants, dont un bébé, habitent avec leur mère dans ce logement malsain.

Celui de droite a la même disposition, il est aussi sombre et aussi malsain.

Deuxième Étage.

Deux appartements, celui de gauche beaucoup mieux qu'au premier. Il a trois pièces, dont une grande ; bien éclairé. Quelques poutres du plafond commencent à s'abîmer dans la grande pièce et devant la cheminée, il se forme un trou causé par les pavés qui manquent. Celui de droite comprend deux pièces au fond d'un couloir humide, mais autrement pas trop mal. Les murs sont peints.

Troisième Étage

Deux petits greniers pour sécher le linge ; un logement d'une pièce occupé par une vieille femme ; elle a son cabinet en haut. Le tout est propre.

II

STATISTIQUES

Nombre d'étages......... 4
    »   d'appartements... 5
    »   de ménages....... 5
    »   de pièces....... . 9
    »   de cabinets...... . 4
    »   d'individus....... 12 et 1 cheval
    »   d'enfants......... 2
Moyenne de loyer................. Fr. 8.35

Cette maison tombe en ruines ; au rez-de-chaussée, une écurie ; cour très mal tenue, où l'on jette le crottin de cheval, qui attire les mouches. Entrée très étroite, escalier très dangereux à cause du pavé défoncé ; mur et plafond tombent en ruines. Les fenêtres sur les paliers ne sont plus que des ouvertures. Cabinet mal installé au quatrième. Les eaux de pluies viennent rejoindre celles de la tinette et traversent le plancher jusque dans la pièce du rez-de-chaussée. Cette maison n'est pas habitable.

A chaque étage, deux appartements ; celui de droite ne comprend qu'une pièce ; celui de gauche deux pièces. Ni eau, ni gaz.

Premier étage

A droite : une pièce avec un grand trou dans le pavé, recouvert par les locataires pour éviter les accidents. Papier décollé par l'humidité. Réparations refusées par le propriétaire parce que le loyer n'est pas payé. A gauche : deux pièces éclairées par une petite fenêtre.

Deuxième étage

A droite : fermé pour cause de décès du locataire. A gauche : même disposition qu'au-dessous.

Troisième étage

A droite : une vieille bretonne, vrai type du pays, très contente d'une visite et de l'occasion de bavarder. Elle s'est plainte et avec raison de son logement ; murs et plafonds pourris ; de grands trous près de la porte et des fenêtres. L'eau pénètre par le plafond et coule sur le lit. La vieille préfère vivre ainsi que d'entrer dans un Asile.

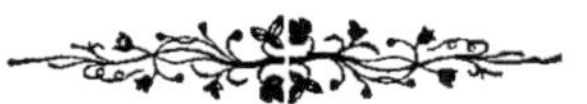

Nous voulons exprimer notre reconnaissance profonde à M. le Maire du Havre et à M. le Dr Loir, du Bureau d'hygiène, de leur coopération à l'assainissement de certaines maisons ouvrières du quartier St-François.

Nous désirons surtout remercier M. le Maire du Havre de l'encouragement qu'il a bien voulu accorder à des entreprises souvent bien radicales.

Des Œuvres pour les nouveau-nés, comme celle que nous venons de décrire, n'ont été tentées jusqu'ici que dans très peu de villes et, sans la bonne volonté de tous et la collaboration cordiale des Autorités Municipales, il est certain que notre expérience eût porté peu de fruits.

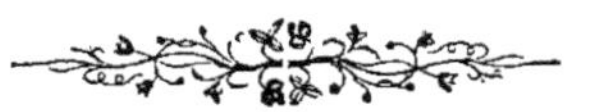

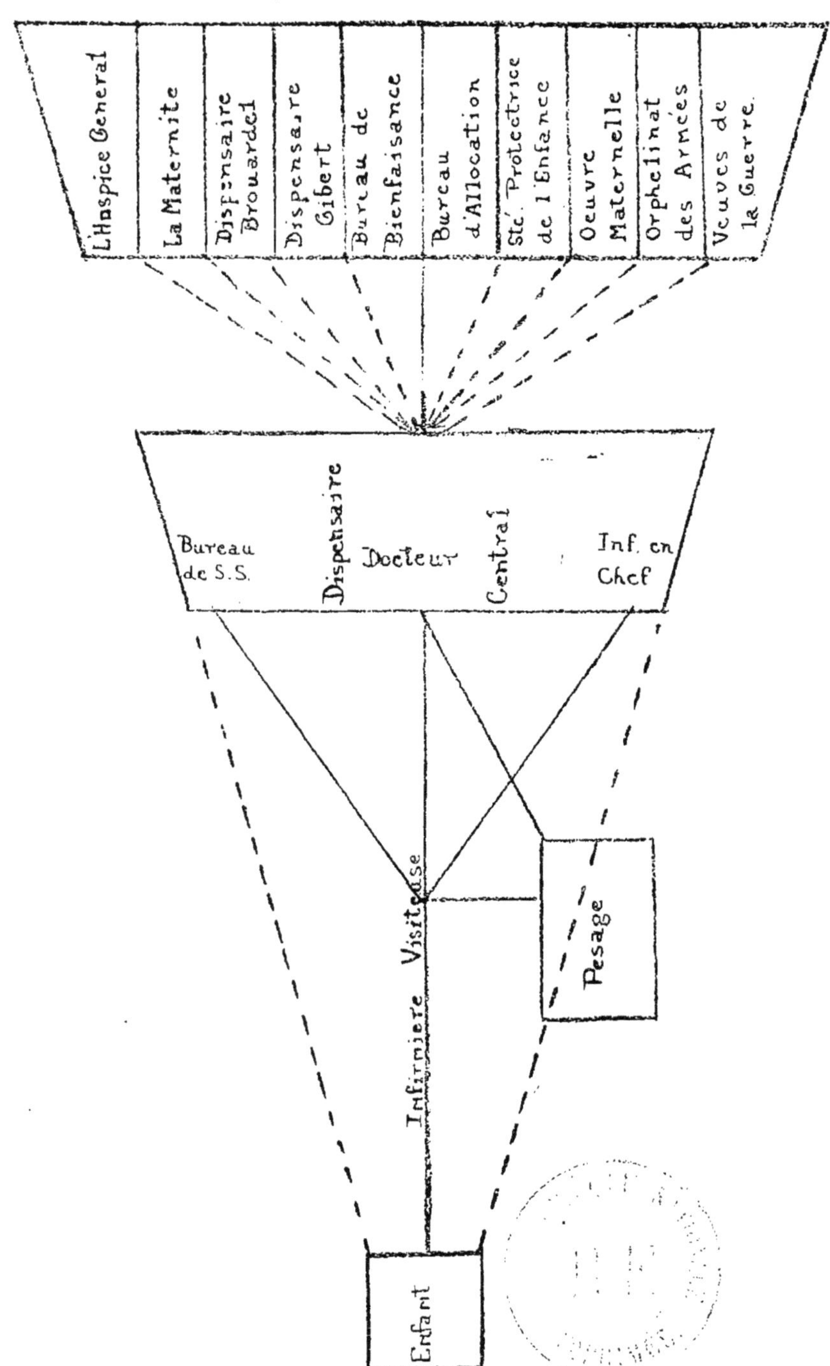

Diagramme montrant la relation entre l'enfant, le Dispensaire central et son personnel et les Œuvres médicales et sociales de la ville.